BEI GRIN MACHT SICH IHR WISSEN BEZAHLT

AF139945

- Wir veröffentlichen Ihre Hausarbeit,
  Bachelor- und Masterarbeit

- Ihr eigenes eBook und Buch -
  weltweit in allen wichtigen Shops

- Verdienen Sie an jedem Verkauf

Jetzt bei www.GRIN.com hochladen und kostenlos publizieren

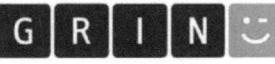

Bibliografische Information der Deutschen Nationalbibliothek:

Die Deutsche Bibliothek verzeichnet diese Publikation in der Deutschen National-
bibliografie; detaillierte bibliografische Daten sind im Internet über http://dnb.d-
nb.de/ abrufbar.

Impressum:

Copyright © 2013 GRIN Verlag, Open Publishing GmbH
Druck und Bindung: Books on Demand GmbH, Norderstedt Germany
ISBN: 9783668145092

Dieses Buch bei GRIN:

http://www.grin.com/de/e-book/315683/wenn-die-laus-ueber-die-leber-laeuft-
analogien-von-redewendungen-und-dem

Karin Koers

Wenn die Laus über die Leber läuft. Analogien von Redewendungen und dem Modell der Wandlungsphasen in der Traditionellen Chinesischen Medizin

GRIN Verlag

GRIN - Your knowledge has value

Der GRIN Verlag publiziert seit 1998 wissenschaftliche Arbeiten von Studenten, Hochschullehrern und anderen Akademikern als eBook und gedrucktes Buch. Die Verlagswebsite www.grin.com ist die ideale Plattform zur Veröffentlichung von Hausarbeiten, Abschlussarbeiten, wissenschaftlichen Aufsätzen, Dissertationen und Fachbüchern.

Besuchen Sie uns im Internet:

http://www.grin.com/

http://www.facebook.com/grincom

http://www.twitter.com/grin_com

Karin Koers

Dipl.-Wirtsch.inf., B.Sc.

Wenn die Laus über die Leber läuft

Analogien von Redewendungen und dem Modell der Wandlungsphasen in der Traditionellen Chinesischen Medizin (TCM)

Transfer-Dokumentations-Report „Psychologie"

Projekt-Kompetenz-Studium Bachelor of Science „Komplementärtherapie", Vertiefungsrichtung „Shiatsu"

Jahrgang 2012/2015

Steinbeis Hochschule Berlin

Inhaltsverzeichnis

Zusammenfassung

Sprichwörter und Redewendungen entstammen jahrhundertealtem Erfahrungswissen der Menschen und bilden eine Form, Erfahrung über Generationen hinweg zu bewahren. Auch bei den Wandlungsphasen, einem Erkenntnismodell der traditionellen chinesischen Medizin (TCM), handelt es sich um jahrtausendealtes Erfahrungswissen, das jedoch in einem völlig anderen Kulturkreis entstanden ist.

In der vorliegenden Arbeit werden die wissenschaftlichen Grundlagen der beiden Modelle dargestellt und anhand von Beispielen untersucht, welche Gemeinsamkeiten sich in der Interpretation der Redewendungen in etymologischer Sicht und nach dem Modell der Wandlungsphasen erkennen lassen.

Das Ergebnis zeigt eine deutliche Kongruenz dieser Ansätze. Die Analyse der Ursachen hierfür lässt Raum für weitere Forschung. Für die praktische Arbeit im therapeutischen Kontext der TCM und verwandter Methoden, z.B. im Shiatsu, können Redewendungen aufgrund der vorhandenen Analogien gut verwendet werden, um Klienten Zusammenhänge aus einem für sie oftmals fremden Kontext in einer für sie verständlichen Sprache darzustellen und erleichtern so die therapeutische Kommunikation.

1 Einleitung

Sowohl Sprichwörter und Redewendungen als auch die Erkenntnisse der traditionellen chinesischen Medizin (TCM) - von dem hier das Modell der fünf Elemente oder Wandlungsphasen betrachtet wird - basieren auf jahrtausendealtem Erfahrungswissen, allerdings völlig unterschiedlicher Kulturkreise. Im Laufe meiner Ausbildung zur Shiatsu-Praktikerin bin ich immer wieder über frappierende Übereinstimmungen dieser, auf den ersten Blick zusammenhanglosen, Modelle gestoßen. Hierbei erkannte ich das Potential der Redewendungen, mit geläufiger „Alltags"-Sprache Zugang zu (noch) unbekannten Erklärungsansätzen und Modellen zu erhalten und so die Verbindung von vorhandenem Wissen mit neuer Erkenntnis zu erleichtern.

Die Systematik dieser Zusammenhänge wird in der vorliegenden Arbeit anhand einiger Beispiele genauer beleuchtet.

Beginnend mit einem Überblick über die Herkunft und die Verwendung von Sprichwörtern und Redewendungen und ihrer sprachwissenschaftlichen Bedeutung im zweiten Kapitel, führt das dritte Kapitel in das Modell der Wandlungsphasen im Kontext der TCM ein.

Im vierten Kapitel werden, nach dem Modell der 5 Elemente strukturiert, exemplarisch einige Redewendungen vorgestellt und auf Analogien zu den Erklärungsansätzen des Wandlungsphasenmodells hin untersucht. Die Reihenfolge orientiert sich am Zyklusmodell der Wandlungsphasen, beginnend mit Holz über Feuer, Erde und Metall bis zum Wasser. Der Bogen spannt sich von der Laus, die einem über die Leber laufen kann bis zur Erkenntnis, das stille Wasser tief sind.

In der abschließenden Zusammenfassung werden die Ergebnisse des Vergleichs beleuchtet und Möglichkeiten der praktischen Verwendung im therapeutischen Kontext diskutiert.

Da es bei dieser Arbeit um Sprache und Sprachgebrauch geht, werden an vielen Stellen – vielleicht häufiger als in einer wissenschaftlichen Arbeit üblich – Texte als direkte Zitate übernommen.

2 Sprüche und Redewendungen

Redewendungen beruhen auf uralten Erfahrungen der Menschen und haben häufig einen Bezug zu körperlichem Geschehen. Neben vielen anderen Funktionen stellen sie eine Möglichkeit dar, mit Klienten in ihrer Sprachwelt in Kommunikation zu treten, bieten Anregungen zu einer besseren oder veränderten Wahrnehmung von Situationen, unterstützen das Erkennen von Zusammenhängen und bereichern so den diagnostischen und therapeutischen Alltag (vgl. Kühne2011, S. 9ff).

2.1 Redewendungen in der etymologischen Betrachtung

Bei der Verwendung von Sprache werden seit jeher neben der wörtlichen Bedeutung einzelner Wörter auch festgelegte Wortgruppen verwendet, deren Bedeutung über die reine Begrifflichkeit der verwendeten Wörter hinausgeht oder sich aus diesen nicht oder nur schwer erschließt. Diese Wortgruppen sind in der Regel über lange Zeit stabil, es werden jedoch auch immer neue Gruppen gebildet. Die Verwendung erstreckt sich von der Umgangssprache bis in die gehobene Sprache, wobei in letzter häufig fremdsprachliche Ausdrücke verwendet werden. Redewendungen entstammen den verschiedensten Lebensbereichen und bieten die Möglichkeit, einen „Blick in die Vergangenheit" und auf frühere Lebensweisen zu werfen. Auch wenn der historische Bezug heute nicht mehr besteht oder nicht mehr bekannt ist, finden sie weiterhin Verwendung (vgl. Duden2008, Vorwort).

Redewendungen, die u.a. auch als Idiome bezeichnet werden, sind durch folgende Merkmale gekennzeichnet (vgl. Duden2008, S. 9f, Kühne2011, S. 10).

- Sie bilden einen „bildhaften Ausdruck" (Kühne2011, S. 10).
- Sie bestehen aus mehr als einem Wort (wenn auch im umgangssprachlichen Gebrauch gelegentlich einzelne Wörter ebenfalls als Redewendung bezeichnet werden).
- Sie besitzen in der Regel eine „feste, nur begrenzt veränderbare Struktur" (Duden2008, S. 9).
- Die Bedeutung ist aus den Bedeutungen der Einzelbestandteile nicht oder nur teilweise zu erkennen.
- Der Wendung ist eine eindeutige, fest stehende, übertragene Bedeutung zugeordnet, die neben der ursprünglichen, wörtlichen Interpretation existiert.

Redewendungen lassen sich von ähnlichen Sprachkonstrukten der deutschen Sprache anhand verschiedener Merkmale abgrenzen. Im Gegensatz zu freien Wortgruppen, zu denen auch literarische Metaphern zählen, können Redewendungen nicht wörtlich interpretiert oder als Umschreibung für einen Gegenstand oder ein Naturphänomen verstanden werden. Metaphern können sich allerdings im Zeitverlauf verfestigen und zu Redewendungen entwickeln. Die Erweiterung von Wortgruppen durch Austausch einzelner Begriffe oder Veränderung, z.B. durch die Verwendung von Attributen, ist bei Redewendungen ebenfalls nicht oder nur unter bestimmten Umständen möglich (vgl. Duden2008, S. 9ff).

Neben dieser relativ klaren Abgrenzung existieren noch verschiedene Grenzgebiete, die eine eindeutige Abgrenzung im Einzelfall schwierig machen. Hierzu zählen beispielsweise formelhafte Vergleiche, fremdsprachige Wendungen und Sprichwörter bzw. Zitate. Anhand der Frage, ob einzelne Elemente des Wortkonstrukts austauschbar sind, lässt sich in der Regel eine Unterscheidung treffen, die in Zweifelsfällen jedoch schwammig bleiben wird. Sprichwörter und Zitate hingegen bilden in der Regel „selbstständige Sätze (mit einem Verb in der Personalform)", während es sich bei Redewendungen häufig um Satzteile handelt (vgl. Duden2008, S. 11ff).

2.2 Klassifizierung von Redewendungen

Wie viele Sprachkonstrukte lassen sich auch Redewendungen nur begrenzt systematisieren, es existieren jedoch einige Vorschläge (vgl. Duden2008, S. 13f).

- Nach dem Grad der Abstraktion der Bedeutung vom eigentlichen Wortsinn in vollidiomatische und teilidiomatische Wendungen (z.B. „das Kind mit dem Bade ausschütten" versus „fressen wie ein Scheunendrescher").

- Funktional in ganze Sätze (z.B. „Wer's glaubt, wird selig") und syntaktische Verknüpfungen (z.B. „auf die lange Bank schieben"), die als Satzglieder verwendet, auf verschiedene Weise an den jeweiligen Satzkontext angepasst werden können und die nach strukturellen oder syntaktischen Merkmalen weiter differenziert werden können.

2.3 Redewendungen im Shiatsu

Shiatsu (japanisch, wörtlich übersetzt Finger-Druck) ist definiert als „ein eigenständiges System energetischer Körperarbeit und Lebenskunde zur Förderung und Begleitung von Menschen durch achtsame, tief wirkende Berührung mit Händen, durch eine entsprechende Haltung und im

Gespräch" (Schmidt 2012, 11). Neben der „klassischen" Behandlung mit physischem Kontakt beinhaltet diese Definition auch die Umsetzung von Shiatsu im Gespräch.

Ziel der Behandlung ist es, die Selbstwirksamkeit des Klienten zu erhöhen und ihn in Kontakt mit seinem Fühlen und Erfahrungen zu bringen. Da die dem Shiatsu zugrunde liegenden Konzepte und die damit verbundene Ausdrucksweise für viele Klienten zumindest ungewohnt sind, behindern Erläuterungen im „Fachchinesisch" eher die gewünschte Integration des Klienten in den Prozess. Ziel der Shiatsu-Praktikerin sollte es daher sein, eine Sprachebene zu finden, die die für sie relevanten Inhalte so zum Klienten transportiert, dass dieser sie aufnehmen und umsetzen kann. Redewendungen stellen hierbei ein probates Mittel dar, zumal sie durch ihre Bildhaftigkeit eine zusätzliche Verankerung erzeugen können.

3 Wandlungsphasen – eine Einführung

Das Modell der Wandlungsphasen ist Teil der chinesischen Philosophie und beschreibt die wechselseitigen Verbindungen und Beziehungen zwischen den einzelnen Elementen, die sowohl in der Natur als auch für den Menschen wirksam sind (vgl. Seefelder2010, S. 14). Die einzelnen Wandlungsphasen „stehen in einer Verbindung zueinander und beeinflussen sich gegenseitig" (Seefelder2010, S. 29).

3.1 Wandlungsphasen im Kontext der TCM

„Der SINN erzeugt die Eins.
Die Eins erzeugt die Zwei.
Die Zwei erzeugt die Drei.
Die Drei erzeugt alle Dinge."
(Laotse2004, S. 85)

Der Sinn oder „das Eine", auch als Dao oder Tao bezeichnet, bildet den Kosmos. Aus ihm entstehen die Polaritäten Yin und Yang („die Zwei", z.B. Hell und Dunkel). Die Spannung zwischen diesen erzeugt Bewegung und damit Energie („Chi" oder „Ki"). Yin, Yang und Ki („die Drei") bilden die Basis allen Lebens.

Die Zahlensymbolik wird erweitert auf die Zahl Vier, die auch in vielen anderen Kulturen Verwendung findet, z.B. in den altgriechischen Grundelementen (Feuer, Wasser, Luft, Erde) oder den Himmelsrichtungen. Im chinesischen Weltbild werden die vier Richtungen durch die Erde als Zentrum ergänzt (vgl. Platsch2009, S. 2ff).

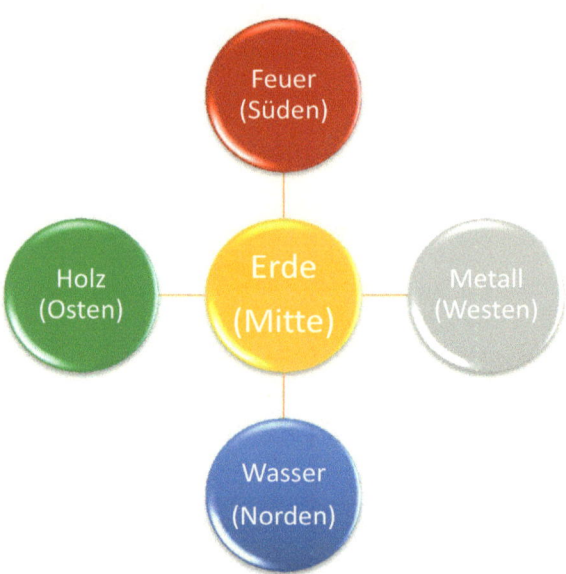

ABBILDUNG 1:   SYSTEM DER ELEMENTE (4ER-SYSTEM)

Ausgehend von diesem System entsteht das dynamische System der Fünf Wandlungsphasen, in dem die Erde ihre zentrale Stellung verliert und Teil des stetig fließenden Universums wird (vgl. Platsch2009, S. 6).

Die fünf Wandlungsphasen stellen somit „eine weitere Differenzierung von Yin und Yang dar" (Rappenecker2007, S. 132).

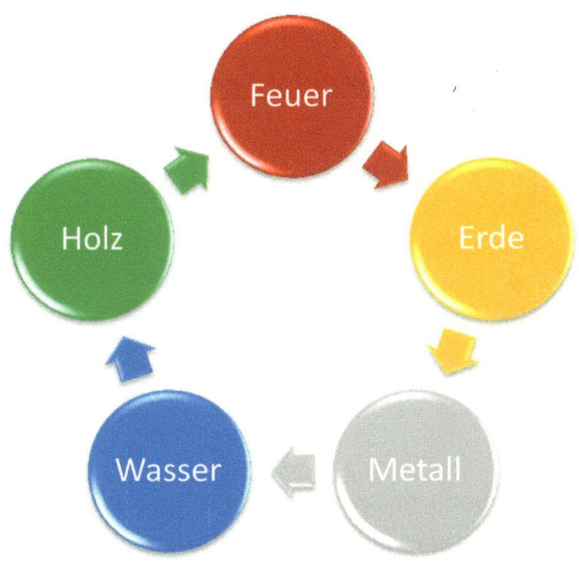

ABBILDUNG 2:   **WANDLUNGSPHASEN (5ER-SYSTEM)**

3.2 Elemente oder Wandlungsphasen?

Die Bezeichnung Element und Wandlungsphase werden im vorliegenden Text synonym verwendet, wie dies auch in der Literatur häufig geschieht. Genau genommen beschreibt „Element" eher den statischen Zustand bzw. das Element als einzelnes Teil des Ganzen, während „Wandlungs-phase" die Beziehung der Elemente zueinander und den ständigen Übergang von einem Element in das nächste in den Vordergrund stellt. Da sich die Elemente permanent gegenseitig beeinflussen, ist „Wand-lungsphase" der treffendere Begriff (vgl. Rappenecker2007, S. 11f.).

Havighorst und Petter beschreiben die fünf Elemente daher folgerichtig als „verschiedene Aspekte oder Ausdrucksformen der Lebensenergie" (Havighorst&Petter2012, S. 144).

3.3 Eigenschaften der Wandlungsphasen

Den einzelnen Wandlungsphasen werden Qualitäten auf verschiedenen Ebenen zugeschrieben. Neben der Zuordnung von Meridianen (in der Vorstellung der TCM sind dies Energiebahnen, in denen Ki durch den Körper fließt) und Organen mit ihren jeweiligen Funktionen werden u.a. manifeste und emotionale Zustände benannt (vgl. Platsch2009, S. 4). Hierauf wird im folgenden Kapitel bei der Analyse der Redewendungen detailliert eingegangen.

Die nachfolgende Übersicht enthält einige Zuordnungen verschiedener Eigenschaften zu den fünf Elementen (vgl. Beresford-Cooke2003, S. 112, Seefelder2010, S. 29).

Element	Holz	Feuer	Erde	Metall	Wasser
Farbe	Grün	Rot	Gelb	Weiß	Blau/ Schwarz
Emotion	Zorn	Freude	Mitgefühl/ Nachdenklichkeit	Trauer	Angst
Sinnes-organ	Augen	Zunge	Mund	Nase	Ohren
Gewebe	Sehnen	Blutgefäße	Fleisch/ Muskeln	Haut	Knochen
Jahreszeit	Frühling	Sommer	Spätherbst/ Ende jeder Jahreszeit	Herbst	Winter
Meridian	Leber, Gallenblase	Herz, Dünndarm, Kreislauf/ Perikard, Dreifacher Erwärmer	Milz, Magen	Lunge, Dickdarm	Niere, Blase
Himmels-richtung	Osten	Süden	Zentrum	Westen	Norden

TABELLE 1:   ZUORDNUNG DER ELEMENTE

Den Meridianen sind neben den namensgebenden Organen verschiedene Funktionen und Qualitäten zugeordnet, die sich aus den jeweiligen Elementen ableiten. Im Rahmen dieser Arbeit wird hierauf nicht detailliert eingegangen, der Fokus liegt auf der Betrachtung der Wandlungsphasen.

3.4 Wandlungsphasen im Shiatsu

Die Lehre von den Wandlungsphasen bildet das „Kernstück der chinesischen Medizin" (Platsch2009, S. 2) und - neben den Erkenntnissen der TCM und dem aus verschiedenen Quellen gespeisten Zen-Shiatsu - eine der wesentlichen theoretischen Grundlagen von Shiatsu.

Der Ansatz begründet im Westen und somit auch in Europa die Basis der theoretischen Einführung ins Shiatsu. Er besticht sowohl durch seine Einfachheit als auch durch seinen umfassenden Ansatz, mit dessen Hilfe sich das Zusammenspiel der Meridiane ebenso beschreiben lässt wie das ganzheitliche Konzept der Ki-Qualitäten (vgl. Beresford-Cooke2003, S. 7ff).

4 Redewendungen im Spiegel der Wandlungsphasen

Aus der Vielzahl der Redewendungen, die sich für eine vergleichende Betrachtung mit den Erklärungsansätzen des Wandlungsphasenmodells anbieten, wurden für jede Wandlungsphase einige ausgewählt, anhand derer auch ein Blick auf die Vielfalt des Wandlungsphasenmodells geworfen werden kann. Meist besitzen sie einen Bezug zu körperlichen oder emotionalen Vorgängen.

4.1 Wandlungsphase Holz

4.1.1 Ist dir eine Laus über die Leber gelaufen?

Der Wandlungsphase Holz ist die Leber zugeordnet. Holz steht für Frühling, Wachstum und Entfaltung der Persönlichkeit. Wird diese Entfaltung durch äußere Umstände oder eigenes Verhalten eingeschränkt, führt dies zu Zorn und Wut, was sich über Verstimmungen bis hin zur Frustration entwickeln kann (vgl. Rappenecker2007, S. 35ff; vgl. Seefelder2012, S. 156). Krohne beschreibt im Bezug zum Lebermeridian, das auch psychische und seelische Probleme zu Störungen der Leberfunktion führen können (vgl. Krohne2012, S. 149).

Die Redewendung beschreibt eine schlecht gelaunte Person, die sich „anscheinend grundlos über jede Kleinigkeit [ärgert]" (Duden2008, S. 472). Neben der Laus als Analogie für die geringe Bedeutung der Ursache beschreibt dies die negative Ausprägung der Holz-Energie. Die Pläne, die geschmiedet wurden, können scheinbar nicht in die Tat umgesetzt werden. Dies kann sowohl bewusst als auch unbewusst geschehen. Oftmals kann es helfen, sich die Sorgen „von der Leber zu reden" (vgl. Duden2008, S. 476), um das Gleichgewicht wieder herzustellen und gelassen zu reagieren.

Eine ähnliche Bedeutung hat die Redewendung „mir kommt die Galle hoch". Freiheit und Kreativität sind wichtige Elemente für eine gesunde Entfaltung des Gallenmeridians (vgl. Krohne2012, S. 166), der ebenso wie die Leber der Wandlungsphase Holz zugeordnet ist.

4.1.2 Sich grün ärgern

Sich „grün ärgern" oder auch „grün vor Neid" zu werden, beschreibt einen Zustand des sich maßlosen Ärgerns (vgl. Kühne2011, S. 93). Neben der Emotion des Zorns findet die dem Holz zugeordnete Farbe Grün Eingang in diese Redewendungen. Die Situation beschreibt eine Form der Selbstblockade aus Wut oder Neid, die das eigene Wachstum behindert.

4.1.3 Den Wald vor lauter Bäumen nicht sehen

Die Wendung beschreibt die Situation, bei einer Vielzahl von Möglichkei-ten „das Naheliegende nicht erkennen" (Duden2008, S. 840). Bäume und Wald haben einen direkten Bezug zum Element Holz. Das Auge als ebenfalls dem Holz zugeordnetes Sinnesorgan kann bei einer gestörten Funktion des Holzes seine Aufgabe, die Situation zu erfassen und adäquates Handeln zu ermöglichen, nicht mehr wahrnehmen (vgl. Beresford-Cooke3002, S. 171). Der „Durchblick" geht verloren und mit ihm die Möglichkeit, die eigenen Ziele zu realisieren (vgl. Rappen-ecker2007, S. 30).

4.2 Wandlungsphase Feuer

4.2.1 Vor Freude (an die Decke) springen

„Der Freudensprung aktiviert das Herz und den Kreislauf. Er stärkt die Muskulatur, belebt den Körper und weckt die Lebensgeister."
(Kühne2011, S. 279)

Laut jauchzend hochzuhüpfen ist ein Ausdruck großer Freude. Die Energie in der Wandlungsphase Feuer strebt in alle Richtungen, Freude und Lachen sind die zugehörigen Emotionen. Neben den Organen Herz und Kreislauf werden auch die Blutgefäße diesem Element zugeordnet (vgl. Beresford-Cooke S. 201ff).

Entsprechend des Zusammenhangs der Wandlungsphasen stärkt ein gut genährtes Feuer auch das nachfolgende Element, die Erde, das mit den Muskeln und dem Körpergewebe assoziiert ist.

4.2.2 Feuer und Flamme sein

Feuer und Flamme oder „hellauf begeistert sein" (Duden2008, S. 221) beschreibt einen Zustand, der sich in Richtung Ekstase bewegt und die dem Vorgängerelement Holz zugeordnete Planung manchmal außer Acht lässt. Sehr stark ausgeprägte Freude kann auch ein Indiz auf eine Störung im Feuer sein, die durch ein zur-Schau-stellen von Fröhlichkeit überdeckt wird (vgl. Beresford-Cooke S. 205).

So wie Feuer im Übermaß zerstörerische Wirkung hat, kann auch ein Übermaß an Freude ins Gegenteil umschlagen – „himmelhoch jauchzend, zu Tode betrübt" beschreibt dieses Wechselbad der Gefühl treffend (vgl. Duden2008, S. 364).

4.2.3 Durchs Feuer gehen

Die Redewendung beschreibt die Bereitschaft, für einen anderen Menschen alles zu tun. Entstanden ist sie vermutlich daraus, „dass Menschen es bei Bränden auf sich nehmen, durch die Flammen zu dringen, um andere zu retten." (Duden2008, S. 221f). Dies zeigt einen weiteren Aspekt des Elements Feuer, die Liebe zu anderen Menschen und der Bedeutung der Gemeinschaft.

Die Farbe Rot stellt eine weitere Analogie bei allen Feuer-Redewendungen dar.

4.3 Wandlungsphase Erde

4.3.1 Aus dem Vollen schöpfen

Wenn genug von allem zur Verfügung steht, kann am „auf reichlich vorhandene Mittel zurückgreifen" (Duden2008, S. 828). Im Spätherbst, der Zeit der Ernte, für die das Element Erde steht, ist Nahrung in der Regel im Überfluss vorhanden. Sie bildet ein stabiles Fundament, auf das man sich verlassen kann und das Sicherheit bietet.

Die Erde steht auch für die Ernährung und Nahrungsaufnahme mit den Organen Magen und Milz sowie dem Mund. Die Geschmacksrichtung „süß" und ein duftender Geruch sind ebenso diesem Element zugeordnet (vgl. Beresford-Cooke S. 259ff) und zeichnen das Bild einer reich gedeckten Tafel mit allerlei Leckereien.

„Von der Hand in den Mund leben" bildet die gegenteilige Situation ab, hier werden alle Einkünfte für den Lebenserhalt benötigt (vgl. Duden2008, S. 331). Die Schwäche des Erd-Elements führt hier zu einem Mangel an Sicherheit, die elementaren Bedürfnisse befriedigen zu können.

Schließlich hält „Essen und Trinken Leib und Seele zusammen" (vgl. Duden2008, S. 204) und bewahrt ein stabiles Zentrum, sowohl im Sinne der TCM als auch mit der „Kugel vorm Bauch" als sichtbarem Resultat.

4.3.2 Etwas schmackhaft machen

Passend zur Nahrungsaufnahme ist auch der Geschmackssinn der Erde zugeordnet. Die Redewendung deutet auf ein weiteres Merkmal der Erde hin, der Fähigkeit zum Mitgefühl oder der Empathie. Etwas für einen anderen erstrebenswert erscheinen zu lassen (vgl. Duden2008, S. 675) bedingt, sich in seine Situation einfühlen zu können und die richtigen Worte zu finden, ihn von der eigenen Sache zu überzeugen.

4.3.3 Schwer im Magen liegen

Schwer oder wie Blei im Magen liegen Dinge, deren Verdauung nicht recht gelingen will. Diese Redewendung kann sowohl im eigentlichen Wortsinn interpretiert werden und hat damit einen direkten Bezug zur Nahrungsaufnahme als auch im übertragenen Sinn, jemandem „sehr zu schaffen machen" (Duden2008, S. 504).

Der zweite Aspekt beschreibt eine weiteres Merkmal der Erde, die Nachdenklichkeit und das „geistige Verdauen" von Umwelteinflüssen. Auch der Intellekt gehört zum Erd-Element, ständiges Grübeln deutet auf ein Ungleichgewicht hin (vgl. Beresford-Cooke S. 260f).

4.4 Wandlungsphase Metall

4.4.1 Jemandem etwas husten

Die Redewendung beschreibt den Vorgang, „jemandem eine Bitte / Wunsch ab[zu]schlagen – jemand zurückweisen" und ihn damit auf Distanz zu halten. Nähe und Distanz, das Ziehen und Einhalten von

Grenzen sind wesentliche Aspekte des Metall-Elements, dem u.a. die Lunge zugeordnet ist. Im ausgeglichenen Zustand sorgt diese für „Kontakt, Kommunikation, Austausch und symbolisiert die Freiheit und Leichtigkeit" (beide Kühne2011, S. 157).

Mit der Lunge sind auch alle Atemfunktionen mit dem Metall verbunden. Eine Störung führt zum Verlust der Fähigkeit zum entspannten Austausch mit der Umwelt. Der Versuch der Abgrenzung kann dann aggressive Formen annehmen (vgl. Beresford-Cooke S. 293f). Mit dem Husten werden Fremdkörper aus der Lunge befördert, die über den normalen Transportvorgang der Flimmerhärchen nicht entsorgt werden können.

Auch jemanden „nicht riechen zu können" (vgl. Duden2008, S. 626), in Verbindung mit der Nase als dem Metall zugeordnetem Sinnesorgan und Teil des Atemapparats beschreibt den Vorgang deutlicher Abgrenzung.

4.4.2 Aus der Haut fahren

Struktur und Raum sind weitere Aspekte der Wandlungsphase Metall. Ist nicht mehr genügend „Raum vorhanden", um das Bedürfnis nach Abgrenzung und Privatsphäre zu wahren, kann explosive Wut diesen Raum wieder schaffen.

Die Haut, als Gewebe dem Metall zugeordnet, stellt die größte Kontaktfläche des Menschen zu seiner Umwelt dar, trennt und verbindet ihn gleichzeitig mit dieser. Der Duden beschreibt die Haut als schützende Hülle, die „den eigentlichen Menschen vor der Außenwelt verbirgt". Deutlich gezeigter Ärger führt dazu, dass diese Hülle durchbrochen wird (vgl. Rappenecker2007, S. 95f, Duden2008, S. 343).

Die Unfähigkeit, souverän mit seinen Grenzen umzugehen, lässt sich beschreiben als „nicht aus seiner Haus [heraus]können". Die Schwäche in der Wandlungsphase führt dazu, keinen Schutz aufbauen und die persönlichen Eigenheiten nicht verbergen zu können (vgl. Duden2008, S. 343). Hautkrankheiten wie Akne und Allergien werden ebenfalls dem Metall zugeordnet und bilden ein deutlich sichtbares Indiz, dass sich ein Mensch nicht „wohl in seiner Haut fühlt".

Im Gegensatz dazu ermöglicht ein ausgeglichenes Metall-Element, „sich seiner Haut zu wehren" und die eigene Position zu verteidigen.

Wenn etwas „unter die Haut geht", berührt und innerlich aufwühlt, wird die Grenze zur Umwelt bewusst geöffnet. Diese Wendung ist auf den englischen Begriff „get under someone's skin" zurückzuführen (vgl. Duden2008, S. 343).

4.4.3 Die Nase (gestrichen) voll haben

Auch in diesem Beispiel beschreibt die Analogie der Nase die Folgen einer ständigen Grenzüberschreitung oder eines „Zuviel" über einen längeren Zeitraum. Kühne beschreibt dies als „es satt haben, nicht mehr ertragen können oder wollen" (Kühne2011, S. 338). Die Aufnahme über die Nase wird verweigert.

In die Thematik der Abgrenzung mischt sich zeitweilig auch etwas Trauer als emotionaler Ausdruck des Metalls, wenn es sich bei der Person oder der Sache, derer man überdrüssig geworden ist um etwas handelt, dem vorher positive Gefühle entgegen gebracht wurden. Auch spontane Wutausbrüche können im Nachhinein in Trauer umschlagen, wenn die Folgen der unbedachten Handlung sichtbar werden.

4.5 Wandlungsphase Wasser

4.5.1 Sich hängen lassen

Neben der modernen Bedeutung des „Abhängens" beschreibt die Redewendung ursprünglich einen Zustand der Kraft- und Willenlosigkeit, der fehlenden Kraft und Energie, Dinge anzugehen, bis hin zu fehlendem Lebensmut (vgl. Kühne2011, S. 62).

Der Nierenmeridian, der der Wandlungsphase Wasser zugeordnet ist, ist in der TCM der Speicher für die bei Geburt erhaltene Lebensenergie und somit die energetische Lebensbasis des Menschen (vgl. Beresford-Cooke2003, S. 136f). Schlechtes Haushalten mit der eigenen Energie oder starke Störungen von außen können zu einem Zustand der Schlappheit und Antriebslosigkeit führen, der im „Burn-out" gipfeln kann. Da das Wasser-Element die Basis für die Versorgung aller anderen Organe und somit des ganzen Körpers bildet, können die Folgen einer Störung entsprechend verheerend sein (vgl. Rappenecker1007, S. 105).

Dem Wasser ist auch der Wille zugeordnet (vgl. Beresford-Cooke2003, S. 132). Insofern deutet das „sich hängen lassen" auf ein Ungleichgewicht im Element Wasser hin. Andererseits kann ein Ausgleich die Willenskraft mobilisieren, sich aus diesem Zustand wieder zu befreien.

Neben den negativen Aspekten kann ein bewusstes „Abhängen" oder „Abschalten" als Maßnahme betrachtet werden, den energetischen Haushalt des Wassers zu stabilisieren und durch die nötige Ruhe einen Ausgleich zum oft hektischen Alltag zu schaffen.

Eine mögliche Ursache für den Zustand des Hängenlassens beschreibt die Redewendung „jemandem das Wasser abgraben". In der ursprünglichen Bedeutung aus dem Betrieb von Wassermühlen stammend, denen bei fehlendem Zulauf an Wasser die Existenzgrundlage geraubt wurde, beschreibt sie einen Vorgang der Einschränkung von Wirkungsmöglichkeiten und Handlungsoptionen, der die physische Existenz bedrohen kann (vgl. Duden2008, S. 846f).

Die Bedrohung der Lebengrundlage erzeugt Angst, die dem Wasser zugeordnete Emotion. Die Farben Blau (für das Wasser an sich) und Schwarz kommen hier ebenfalls zum Tragen, spätestens wenn man für die Zukunft „schwarz sieht" und das „Licht am Ende des Tunnels" nicht mehr auszumachen ist.

4.5.2 Mit dem Rücken zur Wand stehen

Auch dieses Bild beschreibt in der Regel eine bedrohliche, Angst erzeugende Situation. Die Fluchtwege sind begrenzt und die freie Entfaltung der eigenen Möglichkeiten ist eingeschränkt.

Am Rücken als „Lastenträger des Lebens" (Kühne2011, S. 120) verläuft der zweite dem Wasser zugeordnete Meridian, die Blase, beidseitig neben der Wirbelsäule und weiter an der Beinrückseite bis zum kleinen Zeh. Die Blase „regiert die Rückseite des Körpers" (Rappenecker2007, S. 117) und ist an der Fähigkeit zur Aufrichtung beteiligt, genauso wie die Knochen als Gewebe den Wasser zugeordnet sind.

Neben der aussichtslosen Lage, die Druck erzeugt, beschreibt Kühne eine zweite Auslegung dieser Redewendung: das Gefühl, sich in einer sicheren Position zu befinden (vgl. Kühne2011, S. 120). Mit einer stabilen Wand im Rücken ist zumindest von dieser Seite kein Angriff zu erwarten. Diese Bedeutung wird auch sichtbar, wenn man jemandem „den   Rücken   stärkt" oder „Rückendeckung bekommt" und damit Halt und moralische Unterstützung angeboten wird (vgl. Kühne2011, S.123f).

4.5.3 Stille Wasser sind tief

Der Duden merkt zu dieser Redewendung an, dass „äußerlich zurückhaltende, ruhige Menschen […] oft überraschende [Charakter]eigenschaften" haben (Duden2008, S. 846). Nicht alles, was existiert, ist auf den ersten Blick erkennbar.

Die meisten Wasservorkommen auf der Erde sind Salzwasser, der salzige Geschmack ist ebenso wie der faulige Geruch abgestandenen Brachwassers oder Urins dem Element Wasser zugeordnet. (vgl. Beresford-Cooke2003, S. 134). Die Erforschung der Meerestiefen, die im Gegensatz zur Oberfläche deutlich ruhiger sind, fördert auch heute immer wieder überraschende wissenschaftliche Erkenntnisse hervor.

In der TCM folgt auf das Element Wasser das Holz, der Austrieb der Bäume und der Beginn des neuen Lebens. Wenn in der Natur im Winter, der Jahreszeit des Wassers, auch äußerlich wenig Veränderung zu bemerken ist, werden hier die Voraussetzungen für das Wachstum im Frühjahr geschaffen, z.B. durch das Ausreifen der Samen (vgl. Beresford-Cooke2003, S. 135).

Auch im Süßwasser, z.B. in einem Gartenteich, ist die Tiefe ein wesentliches Merkmal, um das Überleben der Teichbewohner im Winter zu gewährleisten. Nur wenn der Teich nicht vollständig durchfriert, kann sich das Leben im nächsten Frühjahr wieder ausbreiten.

5 Zusammenfassung und Ausblick

Bei der Betrachtung der teils willkürlichen, teils thematisch strukturiert ausgewählten Redewendungen zeigten sich erstaunliche Zusammenhänge und Übereinstimmungen mit den Qualitäten und zugeordneten Elementen der Wandlungsphasen. Bereits bei der Erstellung der Arbeit drängten sich viele weitere Redewendungen auf, die ergänzend mit den genannten ein klares Bild eines Zustands malen oder auch einzelne Aspekte noch genauer beleuchten. In diesem Sinn sind die genannten Redewendungen als Beispiele zu betrachten, die Liste könnte vermutlich beliebig fortgeführt werden.

Von einer gemeinsamen kulturhistorischen Basis, die diese Kongruenzen erklären könnte, kann vermutlich nicht ausgegangen werden. Da sich sowohl Redewendungen als auch die TCM vor mehreren hundert bis tausend Jahren aus dem Erfahrungswissen des jeweiligen Kulturkreises entwickelt haben, müsste es bereits zu dieser Zeit einen Austausch zwischen Europa bzw. Deutschland und Asien gegeben haben, wollte man eine gemeinsame Quelle der auf diesen Wegen weitergegebenen Erfahrungen unterstellen.

Eine andere Interpretationsmöglichkeit für die Übereinstimmungen bildet die Vermutung, dass es sich bei dem durch Redewendungen und TCM übermittelten Wissen um grundlegende Erkenntnisse der Menschen an sich handelt, die unabhängig von den umgebenden Kulturen Bestand haben.

Eine genauere Ursachenforschung übersteigt den Rahmen der hier vorgelegten Arbeit und lässt Raum für eine tiefergehende Beschäftigung in etymologischer und kulturhistorischer Richtung, sowohl was die Wurzeln mancher Sprichwörter als auch Übereinstimmungen in der Interpretation durch verschiedene Kulturkreise betrifft.

In der täglichen therapeutischen Arbeit bieten die erkannten Zusammen-hänge eine gute Möglichkeit, Klienten im therapeutischen Prozess „abzuholen" und ihnen auf sprachlicher Ebene ein Verständnis für Zusammenhänge im Kontext der TCM zu vermitteln, ohne in einen für sie fremden Sprach- und Kulturkreis zu wechseln. Das „Fachchinesisch" des Therapeuten, das bei Klienten manchmal Widerstände oder zumindest Unverständnis und Desintegration mit dem eigenen Erleben fördert, kann so vermieden werden.

6 Literaturverzeichnis

Beresford-Cooke, Carola (2003): *Shiatsu – Grundlagen und Praxis.* München, Urban & Fischer Verlag

Duden (2008). Redewendungen - Wörterbuch der deutschen Idiomatik (Der Duden in 12 Bänden, Band 11). Mannheim/Zürich, Dudenverlag

Havighorst, Anja & Petter, Mary (2012): „Die Schätze der 5 Elemente als Quellen der Gesundheit" In Löhner-Jokisch, Susanne (Hrsg.), *Gesundheitsförderung hautnah mit Shiatsu – Begleiten, beraten und befähigen zur Stärkung der Gesundheitskompetenz*, Gamburg, Verlag für Gesundheitsförderung, 143-155

Krohne, Horst (2012): Organsprache Therapie – Neueste Methoden der Geistheilung in Verbindung mit Aura und Meridianen. München, Heyne Verlag

Kühne, Kerstin (2011): *Freudensprünge – Redewendungen ganz praktisch.* Bad Hersfeld, Neuromedizin Verlag

Laotse (2004): *TAO TE KING – Das Buch vom Sinn und Leben.* Kreuzlingen/München, Hugendubel Verlag

Platsch, Klaus-Dieter (2009): *Die fünf Wandlungsphasen – Das Tor zur chinesischen Medizin.* München, Urban&Fischer Verlag

Rappenecker, Wilfried (2007): Fünf Element und Zwölf Meridiane – Ein Handbuch für Shiatsu, Akupunktur und Körperarbeit. Lehrte, Hübner Verlag

Schmidt, Ulrike (2012): „Was ist Shiatsu?" In Löhner-Jokisch, Susanne (Hrsg.), *Gesundheitsförderung hautnah mit Shiatsu – Begleiten, beraten und befähigen zur Stärkung der Gesundheitskompetenz*, Gamburg, Verlag für Gesundheitsförderung, 11-15

Seefelder, Frank (2010): Die Fünf Elemente – Die Wandlungsphasen, altes und neues Wissen. Darmstadt, Schirner Verlag

7 Verzeichnisse

7.1 Abbildungsverzeichnis

7.2 Tabellenverzeichnis

7.3 Abkürzungsverzeichnis

TCM Traditionelle chinesische Medizin

z.B.   zum Beispiel

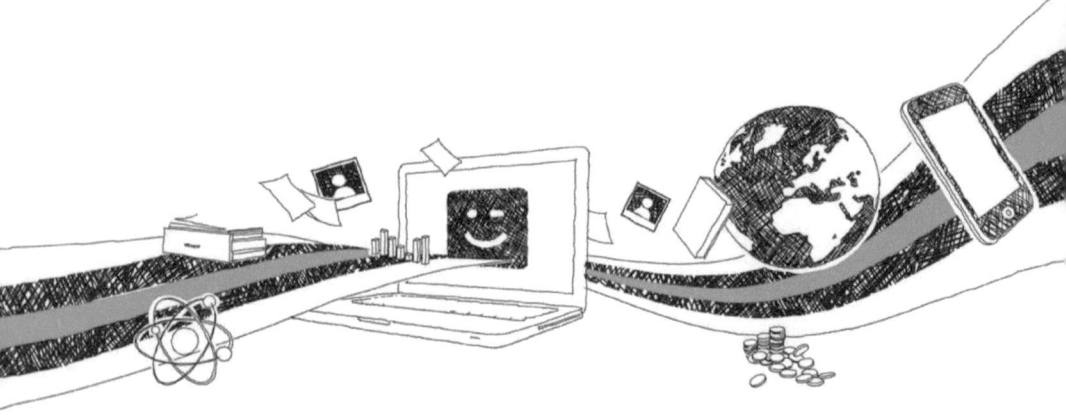
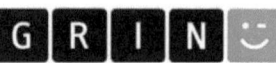